ÉTUDE

SUR

L'EXTRACTION DES SONDES

TOMBÉES DANS LA VESSIE

PAR

Paul BIRABEAU

DOCTEUR EN MÉDECINE DE LA FACULTÉ DE PARIS

PARIS

ALPHONSE DERENNE

52, Boulevard Saint-Michel, 52

1884

ÉTUDE

SUR

L'EXTRACTION DES SONDES

TOMBÉES DANS LA VESSIE

PAR

Paul **BIRABEAU**

DOCTEUR EN MÉDECINE DE LA FACULTÉ DE PARIS

PARIS

ALPHONSE DERENNE

52, Boulevard Saint-Michel, 52

1884

A LA MÉMOIRE DE MON GRAND-PÈRE

A MA MÈRE

A MES FRÈRES ET SŒUR

A MES AMIS

A MON PRÉSIDENT DE THÈSE

M. LE PROFESSEUR GUYON

Membre de l'Académie de Médecine
Chirurgien de l'hôpital Necker
Officier de la Légion d'honneur

A M. LE DOCTEUR BAZY

Chef de clinique de la Faculté

AVANT-PROPOS

Si tout le monde s'accorde pour dire qu'il faut extraire tout corps étranger de la vessie, les avis sont partagés relativement à la méthode à employer pour atteindre ce but. J'ai essayé, selon mes faibles moyens, de réunir quelques matériaux et de contribuer à la solution de cette question.

Le mémoire sur les corps étrangers de la vessie de Denucé (*Journal de médecine de Bordeaux*, 1856) et celui de Poulet (*Traité des corps étrangers en chirurgie*, Paris, 1879), ont été largement mis à contribution. Enfin j'ai regretté de ne pouvoir lire *in extenso* la communication faite par M. Henriet le 14 novembre 1883 à la Société de chirurgie, sur l'application de la lithotritie à l'extraction des corps étrangers ainsi que le rapport de M. Monod sur cette question.

Avant de commencer, qu'il me soit permis de remercier M. le professeur Guyon qui a bien voulu accepter la présidence de cette thèse.

Je remercie également M. le Dr Bazy, chef de clinique chirurgicale de la Faculté, qui m'a inspiré l'idée de ce travail et dont l'inépuisable bienveillance n'a cessé de me faire défaut.

ÉTUDE

SUR

L'EXTRACTION DES SONDES

TOMBÉES DANS LA VESSIE

De tous les corps étrangers qu'on a rencontrés dans les voies urinaires, tant de l'homme que de la femme, et dont la nomenclature si variée occuperait seule de nombreuses pages, ceux qui intéressent le plus particulièrement le chirurgien sont incontestablement les instruments et débris d'instruments introduits dans un but thérapeutique, soit par le malade, soit par le chirurgien lui-même. L'histoire de ces accidents se lie étroitement à celle de la thérapeutique des affections urinaires et au progrès réalisé dans la fabrication des divers instruments. Les algalies dont se servaient les anciens, les sondes de plomb grossières donnaient souvent lieu à de sérieux accidents, d'autant plus graves qu'on n'avait alors d'autre ressource que la taille. Ainsi Morand (1), au siècle dernier, et ses contemporains attiraient déjà l'attention sur les dangers qui résultaient de l'emploi des sondes de plomb, surtout de celles faites « à la serpe. » Plus tard, après 1820, la découverte de la lithotritie, en ouvrant une ère toute nouvelle au traitemen des affections urinaires, devint aussi la source de nombreux accidents de ce genre. La substitution, aux sondes métalliques, des sondes et bougies en gomme élastique,

1. *Mém. de l'Acad. chir.* I, III, IX.

tout en diminuant la gravité de ces faits, en augmenta cependant la fréquence grâce à l'application plus étendue qu'on en fit. Enfin, l'introduction de la gutta-percha dans les arts fut, en quelque sorte, néfaste et, de 1850 à 1860, les cas d'instruments de cette substance, brisés dans la vessie, ne se comptent pas. Aujourd'hui, grâce au caoutchouc, ces accidents regrettables doivent disparaître ; et les progrès de la fabrication contemporaine rendent plus rare la brisure des instruments, maniés par des mains plus prudentes et plus exercées.

« Car, il faut bien le dire, si des instruments bien conditionnés et paraissant à l'abri de tout reproche, se sont brisés entre les mains de patriciens habiles, ces faits sont rares et bien plus fréquents entre les mains de particuliers habitués à se sonder eux-mêmes depuis longtemps et qui, par négligence ou par ignorance, se servent pour cet usage d'instruments imparfaits, usés, détériorés ». Ces lignes, que j'emprunte à Poulet (1), sont bien expressives. « Ici, c'est un vieillard qui depuis vingt ans, vidait sa vessie paresseuse avec la même sonde en gomme; là, c'est un autre sexagénaire, dont parle Ségalas, qui employait une sonde faite de deux morceaux ajustés avec un peu de cire à cacheter ; un jour la moitié resta dans le canal de l'urèthre. Peut-on s'étonner de la fréquence de ces accidents quand on voit un individu être assez téméraire pour employer une sonde en argent cassée et ressoudée par un horloger de village ? »

S'il m'était permis de donner un conseil, en débutant, je dirais que le chirurgien ne doit négliger aucune des pré-

1. Poulet. *Tr. des corps étrangers en chirurgie*, Paris 1879.

cautions indispensables quand il pratique des manœuvres dans le canal, et, lorsque le malade doit se servir lui-même des instruments, ne jamais oublier de l'avertir des inconvénients et des dangers qui pourraient résulter de l'emploi d'un instrument en mauvais état ou trop ancien. On pourra éviter ainsi des accidents toujours fâcheux.

Afin de donner une idée de la fréquence relative des accidents qui nous occupent et de la nature des instruments, j'ai dressé le tableau suivant. Il est bien incomplet, sans doute ; mais, sans y attacher une grande importance, on peut en tirer quelques conclusions.

Sur un total de 104 observations, il s'agit :

21	fois de	sondes métalliques
46	—	sondes ou bougies élastiques
4	—	bougies conductrices filiformes
15	—	sondes en gutta-percha
14	—	sondes sans désignation
4	—	instruments (branche de brise-pierre).
104		

Relativement au sexe, on trouve 99 hommes et 5 femmes. Chez ces femmes il s'est agi 3 fois de sondes élastiques, 2 fois de sondes métalliques, 1 fois de sonde sans désignation.

Le sort de ces corps étrangers a été :

57	fois	extraction par les voies naturelles	
9	—	expulsion spontanée	
1	—	— —	par le rectum
27	—	taille	
10	—	sans indication précise.	

1. Amussat père. — Gaz. méd. 1863. Sonde métall. brisée dans un rétrécissement. Expulsion spontanée.
2. Amussat. — Gaz. hop. 21 octobre 1871. Sonde en gomme. Extraction avec le brise-pierre d'enfant. Homme de 82 ans.
3. Anderson William. — The Lancet. 19 août 1876, p. 251. Fragment de bougie dans l'urèthre, rejeté à la suite d'un bain chaud.
4. Archives de Langenbeck. — T. X, p. 537. Bougie usée et dépolie tombée dans la vessie ; issue spontanée jusqu'à un demi pouce du méat ; extract. avec des pinces.
5. Buck J. — The Lancet, vol 1. p. 580, 1879. — Fragment de sonde métallique. Taille. Mort.
6. Baseilhac. — Traité de la taille latéralisée par le périnée. 1804. Homme. Bout de bougie. Taille ; guérison.
7. Bazy. — Sonde en gomme élastique. extraction en deux séances avec le lithotriteur.
8. Béclard. — Velpeau. Méd. opérat. t. 4, p. 543. Homme. Sonde. Taille, succès.
9. Birkett. — Holmes. A système of Surgery, t. II, 1861. Homme. Bougie, morcellement avec le lithotriteur. Guérison.
10. Bœckel. — Gaz. méd. de Strasbourg, 1874, n° 8. Homme. Bougie. Extraction avec le lithotriteur.
11. d° d° d°
12. Bougon. — Gaz. méd. 1837, p. 392. — Homme. Sonde métall. Extraction avec la pince à trois branches.
13. Boyer. Ph. — Gaz. hop. 1856, p. 222. — Homme. Sonde en gomme élastique, rompue avec son mandrin. Tentatives d'extraction avec l'extracteur de Leroy d'Etiolles. Extr. avec le trilabe.
14. Bryant. — Méd. Times and gaz. 1879, vol 1, p. 477. — Sonde rompue dans la vessie. Incontinence. Taille médiane.
15. Buchanam. — Arch. méd. 3e série, t. IX, p. 335. Homme. Sonde élast. Extraction.
16. Chapmaun Th. — Ast. Cooper, Œuv. p. 568. Sonde métall. échappée dans la vessie. Dilatation. Extraction.

17. Chassaignac. — Gaz. hop. p. 30. Homme. Fragment de sonde élastique. Extract. avec le brise-pierre à mors plats.

18. Chopart. — Tr. des mal. des voies urinaires. t. II, p. 104. Homme. Bougie incrustée. Expulsion spontanée au bout de cinq semaines.

19. d° — d° p. 317. Homme. Sonde trop courte. Taille; guérison.

20. d° — d° Homme; bougie; taille.

21. Civiale. — Lithotritie, p. 245. Homme 23 ans. Bougie recouverte de dépôts lithiques. Lithotritie; 4 séances de broiement. Extract. avec la pince à trois branches.

22. d° — P. 241. Homme, sonde. Extract. avec le lithoclaste courbe.

23. d° — P. 240. Homme, sonde. Extract. avec le trilabe.

24. d° — P. 237. Sonde cassée dans la vessie. Complication d'un rétrécissement de l'urèthre. Extract. avec le lithoclaste. Rupture du corps étranger au niveau du rétrécissement. Dilatation et extraction.

25. d° d° Bougie. Extraction.

26. d° d° Bougie. Extract. de la bougie pliée en double.

27. d° Sonde. Extract.

28. d° Sonde. Extract.

29. d° Sonde. Extract.

30. d° — Tr. de l'affection calculeuse, p. 96. Homme. Bougie. Dilat. Extract.

31. d° d° P. 99. Sonde élastique, Taille.

32. d° d° P. 98. Femme. Sonde élast. Extract. de la sonde pliée en deux.

33. d° d° P. 98. Homme, bougie. Extraction.

34. Collot. — Tr. de la taille, p. 167. Homme, bougie noyau de calcul. Taille.

35. Cooper, Astl.— Œuv. p. 568. Femme; sonde cassée, dilat. Extract.

36. Denucé. — Mémoire, *Journal de méd. de Bordeaux*, 1856. Homme, sonde d'argent brisée dans la vessie; taille latéra-

lisée, extract., guérison. La pince de Hunter, l'instrument de Leroy d'Étiolles ne donnent pas de résultat.

37. d° d° Homme. Ponction vésicale, chute de la canule, agrandissement de l'ouverture de la ponction, extract.

38. d° d° Femme de 23 ans, atteinte de rétention d'urine. Les deux segments de la sonde, réunis par une vis, se démontent; chute de l'extrémité. Extraction avec le litholabe à trois branches. Six mois après une sonde élast. se brise, même procédé.

39. d° d° Sonde en gomme élastique; extract. avec le brise-pierre, guérison.

40. d° d° Femme atteinte de myélite; sonde laissée à demeure, en partie détruite par la macération; extract. à la deuxième tentative.

41. d° d° Sonde en gutta-percha brisée; issue spontanée au moment où on se disposait à faire des tentatives d'extraction.

42. d° d° Chute d'une bougie élast. Extirpation sans difficulté avec le brise-pierre qui la plie en deux.

43. d° d° Sonde métall. brisée dans l'urèthre. Extract. avec la pince à trois branches.

44. Desault. — Léveillé, doct. chirurg. t. III, p. 461. Homme; sonde cassée encore en partie dans l'urèthre. Extract. avec des pinces courbes disposées spécialement pour cet usage.

45. d° — Journal de chir. t. II, p. 377. Homme. Sonde cassée; taille.

46. Desprès. — Gaz. hôpit. janvier 1879. Calcul vésical développé autour d'un fragment de sonde. Cinq séances de broiement. Extract. de la sonde. Guérison.

47. Dolœus. — Eph. nat. Cur. déc. 3 Ann. 5 et 6, obs. 153. Sonde de plomb.

48. Dubuc. — Soc. de méd. de Paris, 28 février 1874. Uréthrotomie interne employée comme moyen de faciliter la sortie d'un fragment de sonde contenu dans la vessie d'un malade atteint de rétrécissement. Expulsion spontanée.

49. Dupuytren. — Velpeau. Médec. opérat. t. IV, p. 543. Homme. Sonde. Taille.

50. d° — d° Sonde. Taille.

51. d° — d° Sonde. Taille.

52. d° — d° Sonde. Taille.

53. Ferrier fils. — Repert. Breschet, t. IV, p. 179. Homme. Portion de sonde d'argent en partie engagée dans l'urèthre. Extract. à l'aide d'un tube et d'un tire-fonds passé par le tube.

54. Fleury. — Soc. de chirurgie (22 mai 1878). Rupture d'une sonde métall., sortie par le rectum. Homme de 78 ans.

55. — Ford. — Méd. facts and obs. t. I, p. 96. Femme. Sonde d'argent; trajets fistuleux vers la fesse; dilatation; extraction.

56. Guerbois. — Baillie. Anat. pathol. p. 249. Homme; portion de sonde en gomme élast. Expulsion spontanée.

57. Guyon. — Thèse de Comte, Paris 1879. Homme atteint de rétrécissement; fragment de sonde. Extract. avec le lithotriteur d'enfant.

58. d° — Thèse de Monod 1880, p. 45. Petite bougie. Extraction avec un petit lithotriteur.

59. d° — Henriet. Soc. chirurgie, 14 nov. 1883. Bougie conductrice en gomme devenue dans la vessie le noyau d'un calcul. Broiement en trois séances de la bougie et du calcul, dont on put facilement extraire les fragments.

60. d° — d° Sonde en gomme. Extraction.

61. Guérineau. — Th. de Comte, 1879. Homme de 30 ans. Bougie conductrice détachée de l'uréthrotome. Expulsion spontanée quelques heures après.

62. d° — d° Bougie en gutta-percha. Extract. avec la pince à trois branches de Civiale qui la retire pliée en deux.

63. Haime. — Velpeau, méd. opér. t. IV, p. 543. Homme; sonde. Extract.

64. Heath. — The Lancet. Lond. 1879, p. 478, Silver catheter broken into the bladder. Taille, guérison.

65. Hicquet. — Th. de Comte, Paris 1879. Homme. Bougie conductrice coupée par l'uréthrotome. Expulsion spontanée.

66. Johnson Goodwin. — Méd. chir. review, 1837, *Gaz. méd.* 1837, p. 392. Homme ; fragment du cathéter mou. Extract. avec le forceps de Weiss. Mort, à l'autopsie on trouve la muqueuse déchirée en plusieurs endroits.

67. Jurine. — Journ. de Corvisart, 1802, t. IV, p. 248. Homme ; bougie ; taille latéralisée ; difficulté dans l'extraction. Nouvelle incision le dix-septième jour. Extract. et guérison.

68. Ledran. — Obs. de Covillard, p. 81. Homme ; sonde de plomb ; injection de mercure pour dissoudre le plomb. Guérison contestée plus tard.

69. Leroy d'Étiolles. — Rec. de lettres et mémoires, 1844, p. 225. Garçon de 6 ans ; branche de brise-pierre extraite avec les yeux d'une sonde.

70. d° — *Gaz. méd.* 1853, p. 565. Homme. Sonde en gutta-percha brisée. Extraction. Avec le basculeur.

71. d° — *Arch. méd.* 1851. Homme, sonde en gutta-percha ; extraction.

72. d° — *Gaz. méd.* 1853, p. 565. Homme, sonde gutta-percha, extract. avec le basculeur.

73. d° — d° Sonde gutta-percha ; extract.

74. d° — *Arch. méd.* mars 1851, p. 366. Branche de brise-pierre ; extract.

75. d° — d° Sonde : extract. avec le basculeur.

76. d° — d° d°

77. d° — d° d°

78. d° — d° d°

79. d° — d° d°

80. d° — d° d°

81. d° — d° d°

82. Louis. — Chopart, t. II, p. 107. Homme ; bougie, extract.

83. Mancini. — *Gaz. méd.* 1837, p. 392. Homme (Marini le chanteur) sonde métall. Taille ; mort.

84. Manoury. — Civiale. Lithotrotie, p. 307. Lithotriteur courbé faussé dans la vessie, au point d'en rendre l'extract. impossible ; on scia l'instrument au niveau du méat ; taille hypogastrique pour retirer le fragment. Mort.

85. Mayo. — Lond. méd. and. surg. Journal. août 1830. Homme ; bout de sonde métall. tentative d'extr. avec la pince de Hunter. Taille.

86. Mercier. — Soc. de méd. de Paris, 14 avril 1874. *Gaz. hôp.* 8 sept. — Sonde en gomme élast. ; extract. avec le petit brise-pierre explorateur.

87. Montgober. — Acad. ch. t. IX, p. 340. Homme ; sonde trop courte. Taille ; succès.

88. De Montozon. — Bullet. thér., t. XLII, p. 76, 1852. Sonde en gutta-percha, encore en partie engagée dans l'urèthre. Extraction à l'aide de l'extrémité de la sonde, replacée dans l'urèthre et servant de tube conducteur à une petite érigne.

89. Morand. — Mém. Acad. chir., t. IX, p. 330. Homme, morceau de sonde de plomb. Taille ; succès.

90. Moreau. — Jour. gén. méd., t. LXX, p. 187. Homme ; Bougie. Taille, succès.

91. Moulinié. — Lancette franç., 15 janv. 1832. Homme ; sonde élast., taille ; succès.

92. Padley. — Brit. méd. Journ. Lond. 1879, p. 701. Catheter broken in the bladder.

93. Périer. — Bullet. de la Soc. chir. 1881, p. 808. Tube de caoutchouc ; taille hypogastrique : guérison.

94. Philipps. — Gallie, th. Paris 1854. Sonde gutta-percha. Extract.

95. Roux. — Lancette fr. 1832, p. 235. Homme ; sonde ; taille ; mort.

96. d° d° Homme ; sonde ; taille ; succès.

97. Ségalas. — Gaz. hôpit. t. XI, p. 443. Homme ; sonde élast.

Extraction avec le percuteur, un instrument spécial et à l'aide d'une injection d'air et d'eau.

98. Toogood. — Théry. th. 1840, t. XVI, p. 20. Sonde d'argent, dilatation, extract.

99. Tyrrel. — Encyclop. sc. médic. 1836, p. 241. Homme; sonde, extr. avec les pinces de Weiss.

100. Voillemier et Ledentu. — Tr. des mal. des voies urinaires, 1881. Sondes, extraction avec le petit lithotriteur à mors plats.

101. Viguerie. — Journal hebdom., 1834, t. I, p. 183. Sonde métallique extraite à l'aide d'un procédé particulier.

102. Walter fils. — Mém. acad., Berlin 1790-91, pl. 6. Homme bout de sonde de plomb.

103. Withe. — Hist. de la Soc. méd. de Paris 1780, p. 282. Homme, bougie noyau d'un calcul de deux onces et demie ; taille.

104. d° Coll. étr., t. IV. Homme ; bougie, calcul. Taille.

Au moment de livrer mon manuscrit à l'impression, j'ai trouvé trois observations publiées par M. Demons dans le *Journal de médecine* de Bordeaux, n° 23, 6 janv. 1884. La taille périnéale fut pratiquée deux fois par M. Denucé, avec succès; la première fois pour un calcul développé autour de l'olive d'une bougie ; la seconde pour un fragment de sonde élastique de 6 ou 7 centim. Dans le troisième cas, M. Demons, après de vaines tentatives d'extraction, essaya le morcellement et réussit à extraire quelques fragments. Le malade ne se présenta plus. On apprit plus tard qu'il était mort dans le marasme après avoir expulsé tous les fragments.

Une fois dans la vessie, le corps étranger peut sortir soit spontanément, soit extrait par la main du chirurgien. Je ne rappelle que pour mémoire le fait de Ledran qui, en 1749, injecta du mercure pour dissoudre une sonde de plomb. Le malade guérit, dit-on ; mais la guérison fut contestée plus tard.

J'étudierai donc d'abord l'expulsion spontanée, puis l'extraction proprement dite.

Expulsion spontanée. — C'est là le mode de terminaison assurément le plus heureux, mais aussi le plus rare puisque sur un total de 104 observations que j'ai pu recueillir, je ne l'ai trouvé noté que 9 fois. Une seule fois il s'agit d'une sonde métallique, trois fois de bougie conductrice de l'uréthrotome ; dans les autres cas de sondes ou bougies en gomme et gutta-percha.

Il est à remarquer que généralement cette expulsion a lieu quelques heures ou quelques jours après l'accident ; une fois, observation de Chopart, elle arriva au bout de cinq semaines.

Obs. (1). — « Un homme, en s'efforçant d'uriner, rendit une bougie emplastique incrustée de matière calculeuse, repliée à une de ses extrémités. Il y avait environ cinq semaines qu'il l'avait enfoncée dans l'urèthre pour remédier à une dysurie. Il s'en était suivi une rétention d'urine et on n'avait pu réussir à le sonder. »

Quelque rare que soit cette issue, il n'en est pas moins vrai qu'il faut faire tout ce qui peut contribuer à la favoriser. « Ordinairement, dit Poulet (2), le jet de l'urine est la force la plus efficace pour produire l'expulsion, elle agit *a tergo*, avec une intensité d'autant plus grande que la vessie est plus remplie de liquide et qu'elle n'a pas perdu, par une irritation prolongée et des efforts de miction incessants, une grande partie de sa force contractile. Il est nécessaire que d'autres conditions interviennent pour favori-

1. Chopart, Tr. des mal. des voies urinaires, t. II. p. 104.
2. Poulet, loc. cit.

ser l'action de l'urine, pour relâcher les muscles du périnée, diminuer la sensibilité exagérée du canal et, si le corps étranger est irrégulier, pour empêcher son accrochement contre la muqueuse. Comment réaliser toutes ces conditions? Quelquefois c'est dans un bain chaud que l'expulsion a été effectuée, aidée par quelques pressions sur le périnée. Dans un cas d'Anderson il s'agissait d'un fragment de sonde en gutta-percha qui s'était brisé dans le canal de l'urèthre et qui fut rendu spontanément dans ces conditions par simple pression sur le périnée et retiré par le malade lui-même. L'auteur ne dit pas si le déplacement a eu lieu par l'action du jet d'urine ; mais l'effet vulgaire d'un bain chaud est de provoquer la miction et tout porte à croire qu'elle n'a pas été indifférente. On favorise beaucoup l'expulsion spontanée en pressant légèrement sur les deux lèvres du méat, au moment de la miction. Alors sous l'influence de la contraction vésicale, l'urine passe entre le corps étranger et la paroi, remplit et dilate la portion antérieure du canal, mobilise le corps qui peut cheminer et se présenter au méat urinaire. Ségalas (Bullet. de l'Acad. de médec. t. X p. 826) aurait observé ce mode de terminaison dans un cas où une cuiller à nitrate d'argent du porte-caustique de Ducamp s'était perdue après une cautérisation. Le chirurgien engagea le malade à faire des efforts de miction pendant qu'il tenait les lèvres du méat rapprochées l'une de l'autre et il eut le bonheur de voir sortir immédiatement le cylindre métallique qui causait son inquiétude. »

Il faudra donc recommander au malade de garder l'urine autant qu'il le pourra, puis de lancer le jet avec force. On a également conseillé de pratiquer une injection dans l'urèthre, avec de l'huile ou de l'eau, en pinçant les lèvres du méat contre la canule, de manière à empêcher le reflux du liquide. Ce petit procédé a fourni un beau succès entre les mains d'Amussat père. Il fut assez heureux pour retirer une sonde métallique qui s'était brisée dans un rétrécissement, en ordonnant au malade d'uriner pendant qu'il tenait l'urèthre fermé avec ses doigts ; lorsque la distension fut assez grande, il retira la main et le jet d'urine fut assez fort pour amener au dehors le corps étranger (Gaz. méd. 1863).

Mais si l'on conçoit que des bougies de petites dimensions, comme les bougies conductrices, peuvent sortir encore avec assez de facilité, il ne faut pas compter outre mesure sur une éventualité aussi heureuse. Il faut recourir, sans retard, aux moyens qui permettent d'extraire les corps étrangers.

L'expulsion spontanée peut encore avoir lieu quand le fragment se crée, à travers les tissus, une voie artificielle. Cette terminaison n'est pas évidemment de celles qu'on doit favoriser ; elle ne va pas sans faire courir de grands dangers au malade. Cependant je citerai l'observation suivante, adressée par M. Fleury, de Clermont, à la Société de chirurgie (séance du 22 mai 1878).

OBS. — **Rupture d'une sonde métallique ; sortie par le rectum.**

Il s'agit d'un homme, âgé de 78 ans, robuste et énergique, opéré de la lithotritie par Civiale, et qui, depuis cette époque, n'a pu uriner sans le secours d'une sonde, la vessie étant restée le siège d'un catarrhe.

L'instrument métallique dont il se servait avait un diamètre de 5 millim. et présentait des irrégularités assez nombreuses, résultat de soudures grossières.

Le 23 avril dernier, la sonde fut introduite aussi facilement qu'à l'ordinaire ; mais en la retirant, le malade s'aperçut qu'il en manquait un morceau et que l'urine s'échappait par la portion restée dans le canal. Si son médecin eût été appelé immédiatement, peut-être eût-il pu l'extraire en la saisissant avec une pince spéciale, mais au lieu de cela, le malade prit une nouvelle sonde et enfonça le fragment de la première dans la vessie. Au bout de quatre heures, un médecin appelé constata qu'il y avait, dans le réservoir urinaire, un fragment de 7 centimètres de long, dont la partie recourbée occupait la partie supérieure de l'organe, tandis que la partie droite était logée dans son bas-fond.

M. Fleury, consulté, ayant proposé l'expectation, à cause de l'âge avancé du malade, on attendit. L'inflammation offrit peu d'intensité ; le cathétérisme fut pratiqué sans trop de difficulté et, quatre jours après, dans un effort que fit le malade pour aller à la selle, le bout de sonde s'engagea dans l'anus. Quelques tractions suffirent pour l'amener à l'extérieur. Aucun suintement d'urine ne s'est fait par le rectum, et le malade a repris ses anciennes habitudes ; la vessie peut, comme par le passé, conserver ses urines pendant cinq à six heures. »

Dans la discussion qui eut lieu à cette occasion, M. Tillaux constata que c'est là une terminaison très-exceptionnelle. L'âge avancé du malade n'est pas une raison qui motive l'expectation. En pareille circonstance, il emploierait les instruments proposés pour extraire les corps métalliques de la vessie, et, s'il ne pouvait réussir, n'hésiterait pas à proposer la taille. MM. Lannelongue, Verneuil, partagèrent la même opinion. Ce dernier chirurgien, n'ayant pas une grande confiance dans les instruments extracteurs, aurait d'emblée proposé la taille.

EXTRACTION

Tous les divers procédés par lesquels le chirugien peut

opérer l'extraction des corps étrangers de la vessie, se rapportent à deux grandes méthodes : 1° l'extraction par les voies naturelles ; 2° l'extraction par les voies artificielles.

Manœuvres préparatoires. — Avant de songer à faire l'extraction, il est certaines conditions que le chirurgien doit remplir. Il faut : 1° reconnaître le siège et l'état du corps étranger ; 2° l'état des organes urinaires ; 3° préparer convenablement ces organes aux diverses manœuvres qu'on doit exécuter.

Siège. — Il est important, au point de vue thérapeutique, de connaître le siège occupé par le corps étranger. En effet, il est bon de ne pas manœuvrer à l'aveugle et confier au hasard le soin de rencontrer l'objet qu'on recherche. Or, ce siège n'est pas fixe ; il varie suivant la nature, les dimensions, le séjour plus ou moins long du corps étranger. Les fragments métalliques de petites dimensions tombent par leur propre poids dans le bas-fonds de la vessie, et c'est là qu'il faudra aller les chercher. Mais si le fragment est long et inflexible, il se place souvent transversalement appuyant ses deux extrémités sur les parois latérales de la vessie, dans une position tantôt transversale, tantôt plus ou moins oblique, de sorte qu'un instrument explorateur ira vainement le chercher vers le bas-fonds. Enfin si les dimensions de ce fragment sont supérieures à celles de la vessie, la position reste constamment la même ; une extrémité est en contact avec un point de la paroi supérieure de la vessie, tandis que l'autre est engagée plus ou moins avant dans l'urèthre.

De même, le siège est variable dans les cas de sondes ou bougies élastiques, et l'on doit faire les mêmes remarques relativement aux dimensions. Ces corps se moulent contre les parois de la vessie qui, sans cesse irritée par ce contact anormal se contracte souvent, les brasse en quelque sorte, et les force à se pelotonner sur eux-mêmes. Cette disposition a été constatée plusieurs fois sur des calculs formés autour de sondes depuis longtemps abandonnées dans la vessie. Civiale, entre autres, en aurait observé plusieurs exemples. Quelquefois ces corps peuvent s'enchevêtrer, former des anses, des nœuds, etc.

Lorsqu'il s'agit d'un fragment de sonde en gomme, Bœckel (1) a fait remarquer que, si on le plonge dans un récipient plein d'eau, le bout ouvert se dirige vers le fond, tandis que l'extrémité fermée surnage, ce qui est dû à la présence d'une bulle d'air retenue dans le cul-de-sac, au-dessus de l'œil de la sonde. Pour extraire un pareil fragment il faut, en se servant d'un brise-pierre à mors plats, ne pas appuyer le talon de la branche femelle contre le bas-fond de la vessie, comme pour saisir un calcul, mais il vaut mieux tenir le mors horizontalement contre la paroi antérieure (devenue supérieure dans le décubitus dorsal), de la vessie, et les faire manœuvrer dans cette situation. De cette façon, on saisira presque nécessairement la sonde par son extrémité fermée et arrondie, et on pourra l'extraire sans blesser le canal.

Obs. — Malade de près de 80 ans, atteint d'hypertrophie de la prostate, avec catarrhe et paralysie vésicale, obligé de se sonder avec des sondes en gomme de mauvaise qualité. Un jour l'extrémité se casse et reste dans la vessie. Un collègue fit des tentatives d'extraction sans succès. Bœckel appelé, inspecte la sonde, très friable, et constate que

1. *Gaz. méd. de Strasbourg*, 1874 n° 8.

le bout doit avoir de 5 à 6 centimètres. Chloroforme à cause de la sensibilité du canal. Introduction facile du lithotriteur. Je cherchai d'abord, dit-il, le fragment dans le bas-fond, mais sans rien trouver; reportant alors l'instrument vers la partie supérieure, j'inclinai son bec à plat et, après quelques tentatives, je fus assez heureux pour sentir un corps étranger engagé entre les mors. Par une douce traction je l'amenai au dehors et je pus m'assurer que le bout de sonde était complet et qu'il avait été saisi très-obliquement au niveau de l'œil, c'est-à-dire dans une position très favorable.

Obs. — Georges Hoffmann, cultivateur, 59 ans, atteint d'hypertrophie de la prostate, obligé de se sonder assez souvent avec une sonde en gomme n° 17. Le 6 décembre 1873, en procédant à cette opération, il éprouva quelques difficultés et plia probablement la sonde dans le canal ; en la retirant, il s'aperçut qu'un grand bout s'en était détaché, quoiqu'elle fût de bonne qualité et presque neuve. Le lendemain je procède à l'extraction. Le lithotriteur est arrêté au niveau de la prostate, que le toucher rectal fait constater hypertrophiée et indurée. Une bougie olivaire et une sonde en gomme éprouvent le même sort; chloroforme, introduction d'une bougie Béniqué n° 37 qui pénètre facilement. Le lithotriteur passe à son tour. Après quelques recherches inutiles dans le bas-fond, l'instrument est porté vers la partie supérieure, et saisit le corps étranger. Il échappe une première fois, mais dans une seconde tentative plus heureuse, il est ramené au dehors. Le morceau, long de 8 centimètres, avait été de nouveau saisi très obliquement au niveau de l'œil. Toute la manœuvre n'avait pas même fait saigner le canal. Au bout d'une heure de repos, le malade rentrait chez lui fort content.

« Cette circonstance, dit Bœckel, que deux fois de suite j'avais dû chercher le fragment de sonde dans la partie supérieure de la vessie et que, les deux fois, j'avais saisi par son extrémité fermée, ne me parut pas le résultat d'un simple hasard. Pour m'en assurer, je jetai le fragment de sonde dans un verre d'eau, et je m'aperçus que l'extrémité flottait tandis que le bout ouvert se dirigeait vers le fond. »

D'après ces données, il est donc possible de présumer le siège du corps étranger. On peut ainsi poser en règle que le chirurgien, en présence du malade, doit avoir pour premier soin de se faire présenter le fragment de l'instrument brisé resté entre les mains du patient, afin de pouvoir, en le comparant à un instrument d'un modèle semblable, se rendre compte des dimensions du fragment resté dans la vessie et aussi du mode de cassure afin de s'assurer, après l'extraction, si l'instrument a été retiré en totalité, en mettant les deux fragments bout à bout.

Il n'est pas indifférent non plus de savoir dans quel état se trouve l'instrument resté dans la vessie. En effet, dès qu'un corps étranger est abandonné dans cet organe, il devient le siège d'un dépôt de matières terreuses, crétacées, calcaires, dont la période de formation a une durée variable. Il suffit de rappeler que les sondes laissées à demeure sont, au bout de quelques jours, recouvertes d'incrustations. Les instruments métalliques s'encroûtent moins facilement que les autres ; au contraire les substances végétales, les sondes, les bougies sont rapidement recouvertes de concrétions urinaires. L'état de la vessie, les qualités de l'urine, influent beaucoup aussi sur la rapidité de leur formation. Or les malades à qui arrive un pareil accident, sont presque toujours traités pour une affection des voies urinaires, et présentent par conséquent toutes les conditions éminemment favorables à ce dépôt de concrétions phosphatiques, pour peu que le corps étranger séjourne quelque temps dans la vessie.

Mais il faut dire que ces concrétions sont peut-être un peu plus friables que les calculs ordinaires, qu'elles adhèrent parfois médiocrement aux parois du corps sur lequel elles se sont déposées.

De sorte que cette considération semble indiquer encore l'application de la lithotritie à l'extraction du corps étranger.

« Quand un calcul a pour noyau un corps métallique, nous avons remarqué que le calcul avait peu de consistance ; c'est que les corps étrangers ne restent pas longtemps dans la vessie sans s'encroûter de matières calcaires. Aussi croyons-nous pouvoir poser en principe que la friabilité de ces dépôts est en raison directe de la rapidité de leur formation. D'autre part, le corps étranger enveloppé par ces matières calcaires subit presque toujours une altération notable, surtout quand c'est une tige de métal. Pourquoi, dans ces cas, aurait-on recours à la taille puisque, d'une part, on est certain de broyer promptement le calcul, et d'autre part, de ne rencontrer aucune difficulté à extraire le corps étranger (1) ?

Quand le noyau est formé par une sonde ou une bougie en gomme, on trouve parfois celle-ci fortement altérée par un séjour prolongé dans la vessie. Chez un malade, Civiale avait à retirer un bout de sonde flexible de mauvaise qualité, réduit à l'état de pulpe. Ce n'est qu'à force de tâtonnements et de tentatives répétées qu'il a réussi à l'amener au dehors par petites parcelles.

Voilà donc un premier point très important à éclaircir et qui pourra décider de la méthode thérapeutique à employer : savoir si le corps étranger est incrusté ou non.

1. Voillemier et Ledendu. *Tr. des maladies des voies urinaires*, 1881.

Un second point qui mérite d'attirer l'attention est de se rendre compte, avant d'agir, de l'état des voies urinaires. La plupart des malades, en effet, qui se présentent avec un fragment dans la vessie sont atteints, soit d'un rétrécissement du canal, soit d'une hypertrophie de la prostate. Il faut donc faire une exploration préalable qui décidera de la conduite à tenir. Évidemment, on doit tout d'abord rémédier à la lésion primitive, autant que faire se peut. Si l'on a affaire à un malade porteur d'un rétrécissement de l'urètbre, il faut faire disparaître ce rétrécissement pour permettre le passage des instruments extracteurs ; alors on aura recours soit à l'uréthrotomie, soit à la dilatation progressive. La première est indiquée lorsque le rétrécissement est très serré, et que le temps employé pour rendre au canal une largeur suffisante permettrait au corps étranger de se recouvrir de concrétions phosphatiques. Dans un cas de ce genre, M. Dubuc pratiqua l'uréthrotomie interne ; le fragment de sonde fut expulsé spontanément.

Obs. (1). — D..., 49 ans, était depuis plusieurs années porteur d'un rétrécissement. Le 18 mars 1873, il vint trouver le Dr Dubuc et lui raconta que la veille, il s'était sondé avec une sonde n° 9, en gomme élastique et dont il se servait depuis longtemps déjà. C'était une sonde droite cylindrique à laquelle il avait imprimé une certaine courbure pour franchir plus aisément la région prostatique où il rencontrait toujours un obstacle assez difficile à franchir ; ce jour-là, l'obstacle lui avait semblé plus prononcé qu'à l'ordinaire ; néanmoins il avait pu le surmonter en imprimant à sa sonde un mouvement de vrille ; l'urine s'était écoulée : mais lorsqu'il avait ramené la sonde, il s'était aperçu avec effroi qu'elle s'était rompue et qu'il en manquait 12 cent. environ.

1. Dubuc. *Soc. de méd. de Paris*, 28 février 1874.

Une première tentative d'extraction fut faite par le Dr Donon qui, supposant que la sonde était dans l'urèthre, fit usage de la pince de Hales (dite de Hunter). L'instrument ne fit que buter contre le rétrécissement et n'amena rien. Le Dr Dubuc explora alors avec soin l'urèthre par le périnée, et ne sentit pas la sonde. Le toucher rectal étant également négatif, il introduisit une petite sonde jusqu'à une profondeur de 16 cent., point où elle buta contre un obstacle qui parut être un repli valvulaire du col.

Antérieurement, M. Dubuc avait constaté la présence, à l'aide d'une bougie à boule n° 18, d'un rétrécissement à 11 cent. du méat. Le diagnostic étant établi, le chirurgien proposa l'uréthrotomie interne avec l'instrument de Maisonneuve ; puis, la plaie une fois cicatrisée, on irait chercher avec un petit brise-pierre, le fragment de sonde contenue dans la vessie et on le ramènerait au dehors. Le malade ne souffrait pas trop de la présence de son corps étranger. L'urine était épaisse, boueuse, légèrement teintée de sang. Toutefois, dans les mouvements brusques du tronc et dans l'action de s'asseoir, des élancements douloureux se faisaient sentir au périnée. Les besoins d'uriner revenaient toutes les heures et demie ou toutes les deux heures. — Le 20 mars, après un traitement préliminaire par les bains et le repos, l'uréthrotomie est pratiquée. Une sonde n° 16 à bout coupé est fixée à demeure et laissée ouverte. Les suites de l'opération elle-même sont des plus simples.

Le 23 mars à 5 h. du soir, expulsion spontanée d'un fragment de sonde de 3 centim. avec incrustation blanchâtre très légère. Le même soir à 11 h. et demie, expulsion de qui restait de la sonde. Ce fragment, mesurant 9 centimètres et demi, est sorti replié en deux, sous forme d'une anse ou d'une épingle à cheveux double, dont la partie convexe s'est engagée la première, les extrémités libres étant laissées en arrière. La douleur a été extrêmement vive au moment du passage du fragment ; il est sorti à la suite, un caillot et de l'urine fortement chargée de sang. Le fragment, poussé avec force, s'est redressé après sa sortie de l'urèthre et a frappé le vase comme un ressort qui se détend. Un quart d'heure après, M. Dubuc arrive près du malade; il le trouve en proie à un violent accès de fièvre qui a débuté par du frisson; des vomissements abondants surviennent en sa présence, le pouls est vif, serré, à 110. Le fragment de sonde est à peine incrusté. En somme, le premier morceau a été expulsé trois jours et six heures après l'uréthrotomie interne, et le second six heures plus tard, le septième jour après l'accident.

Un peu de délire dans la nuit. Le lendemain 24, abondante transpiration, la parole est calme, le pouls bat 80, la langue est humide. Le mieux va en s'accentuant les jours suivants. Le 29 mars le malade quitte Paris dans un état aussi satisfaisant que possible.

On pourra néanmoins, si le récissement n'est pas trop étroit imiter la conduite que tint M. le professeur Guyon chez un malade porteur d'un fragment de sonde, qui avait un rétrécissement de moyen calibre. Les instruments ordinaires ne pouvant être introduits, l'extraction fut quand même habilement pratiquée au moyen d'un lithotriteur d'enfant. Amussat, comme nous le verrons plus tard, recommande particulièrement cet instrument commode.

Si le rétrécissement est jeune et seulement franchissable, et si on a espoir de broyer facilement le calcul pour pratiquer l'extraction consécutive, on devra tenter la dilatation progressive au moyen des bougies.

Après avoir, dit Poulet (1), déterminé d'avance la dilatabilité du canal, on l'habitue peu à peu au passage d'instruments, plus volumineux et à forte courbure, qui devront manœuvrer dans la vessie; mais il ne faut pas chercher sur l'urèthre normal à dépasser un diamètre supérieur à neuf ou dix millimètres; des dangers et des inconvénients résultent de l'oubli de ces données.

La dilatation est encore moindre s'il s'agit d'un urèthre

1. *Traité des corps étrangers en chirurgie*, Paris 1879.

depuis longtemps malade ou si la sonde, pour arriver dans la vessie, traverse une prostate hypertrophiée, irritable, qui ne se prête pas volontiers au passage des instruments lithotriteurs. Dans ce cas, il n'est pas prudent, comme on l'a fait quelquefois, de chercher à brusquer outre mesure la lésion première, à passer quand même, parce qu'on s'expose à de graves accidents, et l'extraction déjà sérieuse par elle-même devient alors une opération réellement dangereuse. »

« Civiale a fait la dilatation d'un rétrécissement avant d'extraire un fragment de bougie de la vessie; mais elle n'était pas suffisante et en retirant l'instrument et le corps étranger, celui-ci se brisa au niveau du rétrécissement. A la rigueur, on peut appliquer à l'urèthre de l'homme les trois procédés qui sont d'un usage fréquent et plus efficace pour l'urèthre de la femme. Ce sont : 1° la dilatation lente et progressive au moyen d'un jeu de sondes; 2° la dilatation continue au moyen de sondes en corde à boyau, etc., laissées dans l'urèthre; 3° enfin la dilatation brusque ou forcée au moyen des instruments dilatateurs ou divulseurs. »

Toutes ces considérations bien envisagées, il reste à préparer convenablement la vessie. On pratique généralement l'injection préalable d'une certaine quantité de liquide, ordinairement de l'eau, boriquée ou phéniquée, dans le but de remplir la vessie et d'éviter d'en blesser les parois pendant la manœuvre des instruments, de se mettre ainsi à l'abri de ses contractions qui, d'autant plus énergiques que le corps étranger est en contact avec la paroi, empêchent presque absolument le jeu des pinces et des lithotriteurs. L'utilité de ces injections, dit Denucé, est incontestable.

« Quelques chirurgiens ont eu l'idée d'injecter d'autres substances que de l'eau, et cela d'après des vues personnelles ou pour favoriser la préhension dans certains cas particuliers. Ainsi Cazenave, de Bordeaux, conseillait d'introduire des liquides épais, mucilagineux, qui englobaient le corps étranger et l'immobilisaient un peu ; d'autres ont injecté de l'huile pour lubréfier les parois vésicales et favoriser le passage pendant l'extraction. Je ne signalerai que comme curiosité l'idée émise par Ségalas et qu'il a appliquée lui-même ; elle consistait dans l'injection simultanée ou successive d'une certaine quantité d'air et d'eau, dans le but de faire surnager le corps étranger qu'il cherchait. On avait fait inutilement de nombreuses recherches pour découvrir un fragment de sonde long de trois pouces, devenu noyau d'un calcul, et qui était encore tout incrusté lorsqu'il le retira. Assurément ce sont là des procédés d'exception curieux, mais qu'on n'imitera qu'avec la plus grande réserve, en se rappelant que l'introduction d'air dans la vessie n'est pas d'une innocuité bien démontrée (1). »

D'un autre côté, Thompson prétend que ces injections préliminaires ne sont pas indispensables. Elles pourront même être nuisibles si on a affaire à une vessie irritable ou à un corps capable de flotter. Dans l'observation de M. Desprez, le lithotriteur fut introduit non graissé, sans injection préalable. Mais, selon l'habitude de ce chirurgien, on avait injecté dans le canal une petite seringue

1. Poulet. *Loc. cit.*

d'huile pour favoriser le glissement. Il insiste beaucoup sur l'utilité de ces injections pour faciliter le passage des instruments en même temps que la sortie des fragments calculeux.

EXTRACTION PAR LES VOIES NATURELLES.

Née en France vers 1820, avec la découverte de la lithotritie, cette méthode est devenue aujourd'hui générale et son application s'étend chaque jour davantage à mesure que les instruments se perfectionnent et que les chirurgiens se familiarisent avec leur emploi. On n'avait autrefois contre les accidents de cette nature, d'autre ressource que la taille, devenue de nos jours une ressource d'exception applicable à un certain nombre de cas où les autres moyens ont échoué, tandis que l'extraction par les voies naturelles est devenue la règle.

Bien des procédés ont été appliqués pour pratiquer l'extraction par les voies naturelles ; les uns sont particuliers, c'est-à-dire qu'ils ont réussi une fois par hasard, sur lesquels il ne faut pas compter mais qu'il est bon toutefois de connaître pour s'en servir, faute de mieux, le cas échéant. Les autres sont d'une application générale, on peut les subdiviser en deux groupes : 1° suivant que le corps étranger est extrait en entier; 2° ou suivant qu'il est retiré en fragments.

Le nombre des instruments imaginés dans ce but est considérable. Je me contenterai d'en indiquer quelques-uns, ceux qui doivent rester dans la pratique, renvoyant, pour plus de détails aux traités, plus complets des corps étrangers de la vessie, tels que ceux de Denucé, de Poulet, etc.

Denucé a proposé une classification, adoptée généralement après lui, d'après le mode d'action des instruments qu'il divise en instruments d'extraction simple, par duplicature, par redressement, par division.

Instruments d'extraction simple. — Dans ce groupe se rangent tous les instruments qui ont pour but de saisir le corps étranger par une de ses extrémités et de l'extraire suivant son grand axe. On peut y rattacher tous les petits procédés particuliers. Le plus simple de tous est sans contredit la sonde ordinaire, avec ses deux yeux, dans la cavité desquels un corps de petite dimension peut s'engager.

C'est ainsi que dans le cas célèbre de Leroy d'Etiolles, ce chirurgien eut le bonheur de retirer une branche de brise-pierre, brisée dans la vessie d'un garçon de six ans. On comprend sans insister, combien ce moyen est infidèle, il suffit de le citer pour mémoire. Il en est de même du procédé employé par de Montozon pour aller accrocher un morceau de sonde en gutta-percha qui se trouvait encore en partie engagé dans l'urèthre, où il fut instinctivement retenu par le doigt du malade jusqu'à l'arrivée du chirurgien ». N'ayant à ma disposition ni la pince de Hunter, ni celle d'Amussat, dit M. de Montozon, j'étais dans un cruel embarras lorsque j'aperçus dans ma trousse une érigne fine et de moyenne longueur, je l'introduisis, comme dans une gaîne, dans le fragment de sonde resté aux mains du patient, et l'ayant ainsi poussée dans le canal de l'urèthre à la rencontre de celui qui y était resté, après m'être assuré que les deux extrémités étaient bout à bout et parfaitement ajustées, je poussai l'érigne et, lui faisant faire un mouvement de bascule, j'accrochai avec une grande facilité la portion de sonde engagée, et je la retirai immédiatement. »

Dans un cas où un fragment de sonde en argent était aussi en partie dans l'urèthre, Ferrier, fixant ce fragment à l'aide d'un doigt introduit dans l'anus, engagea dans l'urèthre un tube ; puis quand celui-ci eut atteint et dépassé l'extrémité de la sonde, qui se trouva ainsi comprise dans son intérieur, à l'aide d'un tire-fonds passé par le tube, il alla accrocher le fragment de sonde et put se retirer avec facilité.

Viguerie réussit de même avec un mandrin carré, passé dans une sonde d'un calibre égal à celui de la sonde brisée. Voillemier, dans un cas où une sonde métallique s'était cassée dans le canal, parvint à introduire dans son intérieur une petite bougie en corde à boyau qui, en se gonflant, donna assez de prise pour qu'on pût la retirer facilement.

Tous ces procédés sont évidemment d'une application restreinte, on comprend qu'ils doivent échouer bien souvent ; ils ne sont d'ailleurs applicables qu'aux cas où le fragment se trouve encore dans l'urèthre, au moins en partie.

Après ces instruments, viennent les pinces qui se réduisent à trois types plus ou mois perfectionnés : la pince à charnière, la pince à ressort, la pince à coulisse.

Les pinces à charnière comprennent toutes celles qui ont été décrites sous le nom de forceps, de tenette, de pinces à polypes, à pansements, etc. Applicables seulement à l'urèthre de la femme, elles ne peuvent servir, chez l'homme, que lorsqu'une extrémité du fragment est située dans le canal, non loin du méat. A ce genre se rattachaient le vésical à quatre de Franco, le forceps de Weiss, etc.

Au type des pinces à ressort, se rapporte la pince de Halles, plus connue sous le nom de pince de Hunter. Elle se composait primitivement d'une canule droite, longue, et d'une tige terminée par deux cuillers à ressort en forme de bec de cane. La tige à ressorts, introduite dans la canule, constituait un instrument préhenseur dont on pouvait modifier à volonté la pression en tirant plus ou moins. Elle n'était en raison de sa rectitude, facilement applicable qu'à la première partie du canal. Desault lui fit subir un premier perfectionnement en la recourbant, ce qui la rendait propre à pénétrer aisément dans la vessie. Ce chirurgien put ainsi extraire un fragment de bougie rompu dans cet organe. Civiale ajouta un autre perfectionnement en faisant passer dans la tige un stylet à bouton qui, poussé en avant, sert à reconnaître si le corps étranger est embrassé par la pince et, retiré en arrière, à écarter celle-ci plus fortement; cette pince est à trois branches, d'où le nom de *trilabe*. La pince d'Amussat, à quatre branches, est analogue.

La pince de Hunter et le trilabe sont les seuls instruments de ce genre qui soient restés dans la pratique. Le dernier surtout a rendu de grands services.

Enfin, il faut mentionner les pinces uréthrales, utiles lorsque le fragment est encore en partie dans l'urèthre; il en existe plusieurs modèles imaginés par les constructeurs contemporains, Charrière, Mathieu, etc. La plus récente et la plus perfectionnée, celle de Collin (1879) se compose sommairement d'une tige creuse, montée sur un manche et terminée par un bec fixe. Un autre bec mobile est mis en mouvement par la pression du pouce sur une pièce située près du manche. La transmission du mouvement se fait au moyen d'un ingénieux système de levier. Ces deux parties se séparent facilement.

Le type des pinces à coulisses, représenté au début par le bec de perroquet d'Ambroise Paré, a subi bien des modifications pour aboutir, en définitive après des ébauches plus ou moins imparfaites, à la création du brise-pierre réalisée par Heurteloup vers 1831. Cet instrument, plus ou moins modifié, est devenu l'instrument classique de la lithotritie. Applicable au diagnostic aussi bien qu'à l'extraction des corps étrangers de la vessie, c'est le maître des instruments, celui qui a rendu les plus grands services, sur lequel enfin on doit le plus compter. Sa description, qui se trouve dans tous les ouvrages classiques, serait ici inutile.

Extraction par duplicature. — La difficulté dans l'application des instruments précédents consiste à saisir le fragment par une de ses extrémités. S'il s'agit d'une sonde ou d'une bougie, flexibles et fines, on peut espérer la plier en deux et la retirer avec les instruments ordinaires. Mais s'il s'agit d'une sonde un peu volumineuse, il peut arriver qu'on éprouve au niveau du col et même plus loin, au niveau du collet du bulbe un obstacle insurmontable. C'est pour parer à ces inconvénients qu'on a imaginé les duplicateurs. L'idée première a été émise par Leroy d'Etiolles en 1825, et réalisée par Ségalas en 1832, depuis Bianchetti, Spessa, Busi, Courty, ont apporté de nombreuses modifications. Mais l'instrument de Mercier (présenté à l'Académie de médecine en 1856), est celui que l'expérience a démontré le plus utile. C'est le seul instrument de ce genre qui soit resté dans la pratique. Sa forme générale est celle d'un brise-pierre ; il n'en diffère que par la disposition des becs. Celui de la branche femelle est percé à jour et ses bords sont très saillants ; le bec mâle, en crochet à concavité inférieure, se termine, au niveau de l'angle de réunion avec la tige, par une saillie arrondie. Si un corps étranger mou et flexible, comme une sonde, vient à être pris entre les deux becs et qu'on pousse la branche mâle à la rencontre de l'autre, le corps étranger, repoussé par la gorge de pigeon du mors mâle, glisse jusqu'au niveau du crochet où il se fixe contre les montants du bec femelle. On retire en même temps l'instrument et la sonde ployée. La fenêtre du bec femelle est destinée à permettre à la partie convexe du bec mâle de s'y engager.

Extraction par redressement. — Si le fragment, au lieu d'être souple, est long et rigide et s'il est saisi par son milieu, il est évident que l'extraction sera impossible avec les instruments qui précèdent. Il est de toute nécessité qu'il soit redressé, c'est-à dire ramené dans l'axe de l'instrument et du canal. On a imaginé pour cela des instruments spéciaux. L'honneur de cette invention revient à Leroy d'Étiolles qui n'en proposa pas moins de cinq modèles. Depuis on en a construit de nouveaux. Ces redresseurs ont, sans doute, rendu de grands services ; mais ils offrent tous un même inconvénient. « S'ils réussissent parfaitement, dit Thompson, quand le corps étranger est saisi à 2 cent. au plus de son extrémité, il n'en est plus de même si la prise a lieu à 5 ou 7 cent., dans ce cas, en effet, le corps a beau basculer, il ne s'engage dans aucune gouttière, sa pointe reste saillante et forme ainsi un relief bien fait pour entraver l'extraction et déchirer l'urèthre.

C'est alors qu'il faut user de la petite manœuvre suivante. Si, arrivé au milieu du col, on se sent arrêté, on n'insiste pas tout d'abord. On relâche la prise, puis on tire lentement l'instrument qui glisse ainsi sur la tige étrangère immobile jusqu'à ce qu'elle puisse d'elle-même s'engager dans la cannelure de l'instrument. Dès lors l'extraction est des plus faciles. »

Malgré cette manœuvre plus théorique que pratique, il peut arriver que le redressement ne puisse pas se faire. Aussi ces redresseurs sont ils inutiles et incertains ; le brise-pierre ordinaire peut les remplacer avec avantage.

Le nouvel appareil de Collin (1879) est bien supérieur aux modèles de ce genre. Cet extracteur à bascule, en forme de lithotriteur, saisit le corps étranger en un point quelconque de son étendue.

Du moment que le corps est entre les mors de l'instrument, son extraction est assurée, car un mouvement d'une pièce du manche l'étreint vigoureusement et le force à se placer dans l'axe. Une de ses extrémités dépasse alors en arrière le talon de l'instrument. C'est là l'obstacle à surmonter. L'opérateur faisant à ce moment jouer une petite pièce qui glisse dans la poignée, le mouvement est transmis au corps étranger qui chemine en avant jusqu'à ce qu'il ne fasse plus de saillie derrière le talon du redresseur. Pour qu'on puisse savoir exactement l'instant où l'objet rigide ne dépasse plus ce talon, un petit stylet bute contre le corps à extraire jusqu'à ce qu'il soit bien placé. A ce moment, le stylet passe facilement, on peut pratiquer l'extraction. On est averti encore par le bruit, plus fort et plus éclatant, produit par la tête extérieure du stylet qui vient buter contre l'extrémité de la canule dans laquelle il glisse.

Extraction par division. — Ce mode d'action est mis en pratique lorsque des incrustations assez considérables pour former un calcul se sont formées autour du corps étranger. Celui-ci lorsqu'il n'est pas métallique, devient généralement plus fragile par le fait de l'incrustation ou de la macération dans la vessie, et faisant corps avec le calcul, subit le plus ordinairement le même sort et se trouve divisé en même temps. Les instruments qui peuvent remplir ces indications sont le *litholabe* incisif de Civiale, le sécateur de Caudmont, le lithotriteur ordinaire. Le premier a la forme d'un brise-pierre dont la branche mâle, au lieu de présenter dans sa portion courbe un bord inférieur crênelé, offre un bord à deux tranchants latéraux séparés par une rigole. A chaque coup le corps est divisé en trois morceaux. Le sécateur de Caudmont, plus volumineux et plus puissant, puisque l'auteur se proposait de diviser même les corps métalliques, n'est pas resté dans la pratique. Le seul instrument, d'ailleurs, qui mérite d'être appliqué dans les cas de sonde de bougies en gomme, est le lithotriteur. Sans doute, quand on pratique cette fragmentation, un long temps est nécessaire pour que la vessie soit complètement débarrassée. Mais les exemples ne manquent pas. Ainsi Birkett (1), raconte qu'il eut à soigner un homme qui avait une bougie dans la vessie ; il introduisit un lithotriteur et réussit à le mettre en morceaux qui furent rendus avec l'urine. Le malade guérit. M. le professeur Guyon, dans un cas où une bougie conductrice en gomme

1. Holmes, *A Systême of Surgery*, 1861, t. II.

était devenue dans la vessie le noyau d'un calcul, broya en trois séances le calcul et la bougie ; on put facilement extraire les fragments.

Après avoir passé sommairement en revue ces différentes méthodes et les instruments mis à la disposition du chirurgien, il reste maintenant à tracer la conduite qu'il devra suivre, et à choisir les instruments préférables.

Il faut envisager chaque cas. Tout d'abord l'accident est-il de date récente, est-il déjà ancien ; autrement dit le fragment est-il incrusté ou non ? S'il est récent, le fragment est-il encore dans l'urèthre ou bien est-il dans la vessie ?

« La région membraneuse, dit Poulet, a presque exclusivement le monopole des bouts de sonde cassés qui presque toujours se brisent au niveau de la courbure la plus forte du canal, soit en se redressant, soit en se pliant sur eux-mêmes. » Si le fragment est encore dans le canal, il faut le maintenir avec le doigt introduit dans l'anus, en pressant sur lui, à travers les tissus, de manière à le faire cheminer vers le méat. Si ces pressions deviennent efficaces, on retire le doigt du rectum, une fois arrivé au périnée, et on continue ainsi. En même temps on va à la rencontre du fragment, soit avec la pince de Hunter, soit avec le trilabe ou la pince uréthrale.

Dans le cas où le corps étranger est tombé dans la vessie, c'est au lithotriteur qu'il faut s'adresser en premier lieu, surtout d'un petit modèle. « Le brise-pierre d'enfant, dit Amussat (1), par sa forme, ses dimensions, est l'instrument qui permet de saisir le plus facilement le corps

1. *Gaz. des hôp.* 21 octobre 1871.

étranger et de manœuvrer le plus commodément dans une vessie, même peu dilatée. J'insiste sur ce procédé parce que tous les chirurgiens qui pratiquent la lithotritie ont un brise-pierre d'enfant et pourront, par conséquent en le manœuvrant avec douceur et persévérance, parvenir, comme je l'ai fait, à extraire des corps étrangers longs, mous ou rigides, sans être dans l'obligation de recourir aux instruments ingéineux imaginés spécialement pour cet usage, que généralement ils ne possèdent pas, ou de pratiquer la cystotomie. »

Obs. — Un vieillard de 82 ans était obligé de se sonder avec une sonde en gomme qui se brisa en deux morceaux, le premier morceau sort en pressant le canal d'arrière en avant; le bout tombe dans la vessie, repoussé par une autre sonde introduite par le malade. Amussat explore la vessie, constate la présence de la sonde et réussit à l'extraire avec le brise-pierre d'enfant, à cuillers presque plates et à bords mousses; il saisit le fragment en son milieu et réussit à l'extraire plié en deux. S'il n'avait pu réussir ainsi il aurait employé l'instrument de Mercier. Il n'y eut aucun accident.

Mercier lut l'observation suivante à la Société de médecine de Paris, le 14 avril 1874 (1).

« Homme paraplégique à qui on met une sonde à demeure; au bout de vingt-quatre heures, elle ne fonctionne déjà plus. Voulant la remplacer par une autre, on en fait l'extraction et on est surpris de n'en retirer que les deux tiers à peine. Avec une longue pince uréthrale, on essaie de retirer le reste, mais on n'en ramène que 5 ou 6 centimètres; l'autre partie est tombée dans la vessie. M. Mercier, appelé, n'avait sur lui que son petit brise-pierre explorateur. Il sentit le corps étranger et, comme la vessie avait une grande dimension, il commença par le mettre en travers sur la paroi postérieure; puis,

1. Gaz. hop. 8 sept. 1874.

couchant le bec de l'instrument à plat sur cette même paroi, il le fit passer sous la sonde, ce bec longeant la paroi latérale droite. Ceci fait, et laissant le bec femelle en place, il attira le bec mâle de manière à le ramener au-devant de la sonde ; après quoi, il fit exécuter à l'instrument un léger mouvement de rotation, espérant, en relevant un peu les deux becs en avant et en les rapprochant ensuite, saisir l'objet à extraire à peu de distance de celle de ses extrémités qui avoisinait la paroi droite de la vessie. En effet, il ramena le bout terminal de la sonde qui avait 6 centimètres. Pas d'autres recherches; mais le lendemain on s'aperçut que ce bout, ajouté aux précédents, ne formait pas toute la longueur de la sonde. Nouvelles recherches, qui amènent l'extraction d'un nouveau bout presque aussi long. »

Je n'insisterai pas sur la manière dont on doit introduire l'instrument et procéder aux recherches ; je ne puis mieux faire, pour cela, que de renvoyer aux traités de Thompson et de M. le professeur Guyon. Je dirai simplement que ce lithotriteur est l'instrument le plus commode et le plus fidèle, qu'il agit soit en saisissant le fragment par une de ses extrémités, soit en le pliant en deux lorsqu'il est susceptible de se ployer.

Toutefois, il peut arriver qu'il échoue, on devra alors essayer le duplicateur de Mercier, s'il est applicable, ou le redresseur de Collin si l'on a affaire à un corps métallique.

Envisageons maintenant le cas où le corps, situé dans la vessie, est recouvert de concrétions. On peut agir de deux manières : broyer le dépôt calculeux de façon à dégager le corps étranger qu'on extraira simplement ensuite, ou bien détruire du même coup le calcul et l'objet qu'il recouvre. En général, plusieurs séances seront nécessaires. Dans le cas suivant, M. Desprès dut s'y reprendre à cinq fois.

Obs. (1). — Calcul vésical développé autour d'un fragment de sonde. Broiement du calcul. Extraction de la sonde. Guérison.

O... Pierre, 70 ans, charpentier, entre le 10 septembre dans le service de M. Desprès à l'hôpital Cochin, salle Saint-Jacques, n° 1.

Depuis deux ans, ce malade souffre, à certains moments, d'une rétention d'urine qui l'oblige à se sonder plusieurs fois par jour. Cette rétention, causée par une hyperthrophie de la prostate, ne se reproduit du reste qu'à d'assez longs intervalles pendant lesquels l'urine est normale et la miction facile, aussi l'état général ne semble-t-il pas en avoir souffert. Lorsqu'il est obligé de recourir à la sonde, le malade s'en sert assez facilement pour qu'elle pénètre sans difficulté.

Au commencement du mois de mai, de cette année, il remarqua que la sonde, qu'il employait depuis longtemps déjà, était presque complètement usée; il l'introduisit cependant dans la vessie, et ayant éprouvé quelque difficulté pour la retirer, il fit un léger effort qui eut pour résultat de briser la sonde à 3 ou 4 centimètres de son extrémité vésicale, disait-il ; ce fragment détaché resta dans la vessie, tandis que le reste de l'instrument fut facilement retiré.

Depuis cette époque, la rétention d'urine se reproduisit plus souvent, les envies d'uriner devinrent plus fréquentes, les urines se troublèrent et il commença à éprouver dans les reins, le bas-ventre et jusqu'à l'extrémité du gland, des douleurs violentes qui le décidèrent à demander son entrée à l'hôpital.

Au moment de son entrée, l'état général est aussi satisfaisant que possible ; jamais le malade n'a eu de fièvre, l'appétit est conservé et les fonctions digestives sont intactes. L'urine, un peu chargée, donne lieu à un dépôt muqueux qui ne contient pas de pus. Il n'a pas rendu de calcul et jamais il n'a rendu de sang.

Le 11 septembre. — M. Desprès, supposant en raison de ces commémoratifs, l'existence d'un calcul ayant le bout de sonde pour noyau, introduit dans la vessie un brise-pierre à cuillers, à petite courbure, n° 2 de Charrière, qui donne immédiatement lieu au choc caractéristique. Le brise-pierre est introduit facilement, non graissé, sans injec-

1. *Gaz. hôpit.* Janvier 1879.

tion préalable; on avait injecté seulement dans l'urèthre, suivant les habitudes de M. Desprès, une petite seringue d'huile pour faciliter le glissement. Après quelques recherches, la pierre est saisie, produisant un écartement d'un centimètre et demi environ entre les deux mors; elle est si friable qu'une légère pression suffit pour les rapprocher, sans qu'il soit besoin de recourir à l'écrou; l'instrument est retiré aussitôt, ses cuillers sont engorgées de poussière calculeuse, au milieu de laquelle se trouvent seulement de petits fragments noirâtres provenant du vernis de la sonde. Cette première séance, qui semble avoir été assez douloureuse, a duré une minute et demie, Le doigt, introduit dans le rectum, permet de constater une tuméfaction notable de la prostate, qui est lisse et également développée dans différents diamètres. On prescrit le repos au lit, des cataplasmes sur le ventre, deux lavements chauds et 0,50 cent. de sulfate de quinine.

11 sept., soir. — Temp. 37°,3, un peu d'agitation dans la journée, les douleurs se sont calmées au bout de deux heures, les urines sont sanguinolentes; mais elles ne renferment ni calculs, ni fragments de sonde. Pil. op. 0 gr. 05.

12 sept., matin. — Le malade a dormi une partie de la nuit; la miction a été facile, l'urine toujours épaisse contient moins de sang que la veille, elle donne lieu à un dépôt blanchâtre renfermant de petits graviers et de petits débris du tissu de la sonde. Temp. 37°,2.

12 sept., soir. — Temp. 37°,3; pas de changement dans l'état général, la malade souffrant assez pendant la miction, on fait une injection d'huile dans l'urèthre, pour faciliter l'expulsion de calculs qui auraient pu s'engager dans le canal.

13 sept., matin. — 2e séance. M. Desprès reprend les tentatives de broiement, la pierre est saisie et écrasée à différentes reprises, ce qui se fait toujours avec la plus grande facilité; les cuillers ramènent des débris de calculs et de petits morceaux de débris du vernis de la sonde, les douleurs sont aussi vives que pendant la première séance; la durée de l'opération ne dépasse pas une minute, même traitement que le premier jour.

13 sept., soir. — Temp. 37°,9. Injection d'huile dans l'urèthre;

vives douleurs pendant la journée, produites par l'expulsion de petits graviers en assez grande quantité; l'urine contient du sang qui la colore en rouge brun foncé.

16 sept. — 3e séance de lithotritie ; on écrase plusieurs fragments sans parvenir à saisir la sonde ; à part la douleur qui disparaît assez rapidement, le malade supporte merveilleusement ces manœuvres qui ne provoquent aucune réaction générale ; la langue reste humide, l'appétit set conservé, et la température n'a jamais dépassé 38°. Les caractères de l'urine révèlent cependant une irritation vésicale assez vive ; elle est opaque et laisse déposer un sédiment nuco-purulent qu'on n'observait point les jours passés.

17 sept. — Les douleurs pendant les mictions sont plus vives, plusieurs graviers ont été expulsés avec un morceau de sonde de 8 millim. de long sur quelques millim. de large. Tisane de bourgeons de sapin.

18 septembre. — 4e séance. Les fragments sont saisis et broyés de nouveau mais le bout de sonde se dérobe à toutes les recherches.

20 septembre. — Pour combattre le cystite, on applique trente pointes de feu légères sur le périnée et l'hypogastre ; dès le soir le malade accuse une amélioration très appréciable.

22 septembre matin. — 5e séance. M. Desprès introduit le brise-pierre et constate presque immédiatement que ses branches ne peuvent plus être complètement rapprochées, même en déployant une certaine force ; leur écart du reste est peu considérable et ne dépasse pas quelques millimètres. Supposant que c'est le bout de la sonde qui se trouve saisi par les cuillers, il retire aussitôt l'instrument et ramène un fragment de sonde en gomme, du calibre 18, incrusté de sels calcaires et mesurant environ 2 centimètres ; bien qu'il ait été saisi par une de ses extrémités, il a déterminé, en traversant le canal, une douleur fort vive et des déchirures révélées par un léger écoulement sanguin. Comme prescription, lavements chauds, cataplasmes, injections d'huile et sulf. quinine 0,50.

22 septembre soir. — Léger frisson dans la journée ; l'urine renferme une forte proportion de sang ; mais, depuis l'application des

pointes de feu, la quantité de pus a beaucoup diminué ; la douleur a persisté assez longtemps après la visite; temps. 38,2.

25 septembre matin. — Un second fragment de sonde assez volumineux s'est engagé dans l'urèthre; il détermine une rétention d'urine absolue. On constate facilement l'existence de ce fragment avec un cathéter métallique, ou même une simple sonde en gomme; il paraît siéger en arrière du collet du bulbe où il s'est arrêté; la douleur qu'il provoque irradie jusqu'à l'extrémité du gland.

26 septembre matin. — Le malade a beaucoup souffert pendant la nuit, les urines sont toujours colorées en rouge brique; M. Desprès essaye de saisir le fragment avec la pince de Hunter, mais plusieurs tentatives restent sans résultat : il se propose de repousser le corps étranger dans la vessie.

28 septembre. — Une sonde de gomme n° 19 est introduite et le corps étranger est refoulé dans la vessie ; le malade éprouve un soulagement immédiat, mais de peu de durée, car dans le courant de la journée il fut pris de douleurs aussi vives que les jours précédents. Mais on permit au malade de se sonder lui-même, de sorte que le corps étranger était refoulé au fur et à mesure qu'il venait s'engager.

29 septembre. — M. Desprès reprend les tentatives d'extraction, et, après quelques essais, il saisit le bout de sonde et parvient à l'amener jusqu'à deux ou trois centimètres du méat. Ne pouvant sortir du méat l'instrument et la sonde, M. Desprès écarte les mors de l'instrument, lâche la sonde et retire le brise-pierre ; mais de simples pressions sur le canal suffisent pour amener le bout de sonde complètement au dehors, en le faisant glisser de bas en haut. Le bout est plus long que le morceau déjà retiré et mesure environ cinq centimètres. Sa surface est complètement dépouillée du vernis qui la recouvrait ; on y voit encore quelques incrustations calcaires. Réuni au morceau déjà retiré, il constitue une longueur de huit centimètres ; la rupture a lieu à six centimètres de l'œil de la sonde. Cataplasmes sur le ventre, injection d'huile, 0,60 centigr. de sulfate de quinine. T. 37°,8.

29 septembre, soir. — Légers frissons dans la journée ; le malade

a uriné un peu de sang ; le passage du brise-pierre et de la sonde avai déchiré l'urèthre ; mais les douleurs sont très supportables ; le malade est encore obligé de se sonder. T. 38°,2.

1er octobre. — L'état du malade s'améliore de plus en plus ; l'urine ne renferme plus de sang ni de pus ; les douleurs ont presque complètement disparu et dépendent de la cystite produite par la présence du corps étranger.

3 octobre. — La rétention d'urine exige toujours l'emploi de la sonde, néanmoins la situation du malade est tellement satisfaisante qu'il se considère comme complètement guéri ; les douleurs et la fièvre ont entièrement disparu, les digestions sont faciles et il peut passer au jardin une partie de la journée.

10 octobre. — M. Desprès introduit pour la dernière fois le brise-pierre afin de s'assurer qu'aucun fragment de calcul ou de sonde n'a échappé à l'instrument, après l'avoir promené en différentes directions, il le retire sans avoir rien rencontré. Exéat.

Deux mois après, le malade a été revu ; il n'avait plus de troubles du côté des urines et était parfaitement guéri.

Ainsi, dans cette observation, on peut voir que l'hypertrophie de la prostate, considérée comme une complication, n'apporta aucune gêne à l'extraction. Un point sur lequel on pourrait trouver à redire, ce sont les violentes douleurs éprouvées par le malade durant les séances de lithotritie ; on les lui eût évitées par l'administration du chloroforme. Nous voyons aussi qu'au moment de l'extraction, l'instrument et le corps saisi furent arrêtés au niveau du méat ; M. Desprès fut obligé de lâcher prise. Dans un cas analogue (1), M. le professeur Guyon dut opérer le débridement du méat ; on pourrait imiter cette conduite, en pareille circonstance.

Enfin, il faut ajouter qu'après l'extraction par les voies

1. Thèse de Monod, 1880, p. 45.

naturelles, comme après toute manœuvre prolongée dans le canal, on ne doit pas négliger de mettre une sonde à demeure. On évitera ainsi les frissons et autres symptômes de résorption urineuse qui s'expliquent par les éraillures ou déchirures produites soit par les instruments, soit par les corps étrangers et les débris calculeux ; témoin l'observation qui précède.

Pour terminer, disons que si le corps étranger est altéré par un long séjour, on pourra le broyer en même temps que le calcul. C'est ainsi que fit M. le professeur Guyon dans un cas cité plus haut.

De sérieuses difficultés, qui rebutent parfois, peuvent se présenter pendant l'extraction ; on le verra par l'observation, pleine d'intérêt, que M. Bazy a bien voulu me communiquer.

Observation (inédite)

Sonde brisée dans la vessie. — Extraction en deux séances par les voies naturelles avec le lithotriteur.

Le nommé C..., de Magny (Seine-et-Oise), âgé de 68 ans, atteint de rétention incomplète, était obligé de se sonder depuis une dizaine d'années. Taillé, en 1878, par la méthode hypogastrique en deux temps pour extraire un tout petit calcul phosphatique très friable, il garde un mauvais souvenir de cette opération.

Le 25 septembre 1883, en retirant la sonde en gomme élastique n° 19 dont il venait de se servir, il lui imprime un léger mouvement de rotation ; elle se casse dans le canal à 10 centimètres environ de son extrémité. Un médecin appelé cherche à l'extraire pendant qu'elle est encore dans l'urèthre, après des recherches infructueuses, accompagnées d'une légère hémorrhagie, il y renonce. Le malade se décide à venir à Paris et vient me voir.

Le 26 septembre, au matin, après avoir exploré le canal et m'être assuré que la sonde n'y est pas, j'introduis un petit lithotriteur n° 1 à mors plats, sans chloroforme. Je saisis facilement la sonde en inclinant les mors à droite; je serre fortement et à plusieurs reprises l'écrou, et je retire l'instrument. J'éprouve une résistance au niveau du col; l'instrument est renfoncé dans la vessie et retiré, à plusieurs reprises; je serre le plus fortement possible. Enfin, la résistance disparaît et je peux retirer mon instrument qui éprouve un temps d'arrêt dans la partie antérieure de la verge et ensuite au méat. Cependant je puis l'extraire facilement.

Le fragment mesure 4 centimètres environ; un demi centimètre de sonde contuse et mâchée est appliquée contre le bord du lithotriteur.

Le fragment, saisi en son milieu, a sans doute été plié en deux, ce qui explique cette résistance, étant donné le volume de la sonde, puis s'est brisé.

A cause de ces tentatives laborieuses, j'en reste là et je me borne à laver la vessie avec la solution d'acide borique. Il n'y a pas de réaction, pas d'uréthrorrhagie; je mets une sonde à demeure.

La difficulté éprouvée pour extraire ce premier fragment, la facilité avec laquelle il se laissait briser, comme je le constatai ultérieurement, me firent songer à pratiquer le morcellement de l'autre moitié.

Le 1er octobre, le malade étant chloroformisé, j'introduis le lithotriteur fenêtré n° 1. Je saisis immédiatement la sonde et je la brise en serrant fortement; je retire l'instrument avec facilité; de nombreux débris sont engagés dans les mors. Je le réintroduis de nouveau et saisis aussitôt le fragment; je cherche à le briser mais ne puis y parvenir; je veux me dégager mais en vain; alors je tâtonne, je finis pourtant par le retirer, mais j'éprouve un arrêt au niveau du collet du bulbe; je repousse mon instrument dans la vessie et enfin, après cinq ou six allées et venues toujours jusqu'au collet, je parviens à me dégager et saisis la sonde d'une autre façon; je retire l'instrument qui vient avec facilité, portant dans ses mors un fragment de 5 à 6 cent.

La difficulté que j'avais éprouvée pour le briser venait de ce que je l'avais saisi au niveau des yeux, partie la plus résistante.

J'introduis de nouveau le lithotriteur et, après des recherches patientes et prolongées, je ne sens plus rien.

Lavages, aspiration qui donnent issue à des débris; sonde à demeure.

L'urine est un peu sanglante, mais le soir elle revient à l'état normal. Le 5 octobre, la sonde à demeure est enlevée. Dès le lendemain, les urines deviennent sanglantes et donnent lieu à des dépôts purulents abondants; des envies fréquentes d'uriner apparaissent. Devant ces symptômes de cystite du col, je fais des instillations de nitrate d'argent au 1/50 pendant deux jours. Pas d'amélioration; alors le 9 octobre, je fais une instillation au 1/25; les signes de cystite du col disparaissent, mais l'urine continue à être purulente.

Le 12. — Injection de 125 gr. d'une solution de nitrate d'argent à 1/500, qu'on répète le 13, le 14 et le 15. Les urines deviennent absolument normales et le malade part guéri. Une dernière exploration avec le lithotriteur ne fait rien constater dans la vessie.

M. Bazy avait proposé à ce malade d'inciser la cicatrice laissée par la taille hypogastrique et d'aller par cette voie à la recherche du fragment; mais le patient ne voulut pas en entendre parler. Cette opération a été pratiquée par M. Henriet (1) pour extraire un calcul chez un malade taillé par M. Guyon par la méthode sus-pubienne. M. le professeur Guyon a agi de même chez un de ses malades taillé par la même voie quelques mois auparavant.

En résumé le choix de l'instrument varie suivant la nature et les dimensions du corps étranger. Le lithotriteur, qui convient le mieux aux petites bougies, aux sondes en caoutchouc, peut se trouver insuffisant si on a affaire à

1. *Annales des maladies des organes génito-urinaires*, déc. 1883.

une grosse sonde ou à une bougie d'un fort calibre. On comprend sans peine que le volume de l'instrument, auquel s'ajoute le volume de la sonde qui déborde de chaque côté, quand elle est pliée en deux, soit alors de nature à ne pouvoir franchir le canal. C'est dans ces cas que les duplicateurs sont utiles en diminuant ce volume, le corps étranger étant pour ainsi dire passé à la filière entre les montants du bec femelle. Enfin, quand il s'agit d'un fragment métallique, la difficulté de le saisir, avec un instrument préhenseur simple, par une de ses extrémités de façon que celle-ci ne déborde pas les mors et ne vienne pas à blesser les parois du canal, peut être quelquefois telle que l'extraction soit impossible. C'est alors que les redresseurs, particulièrement celui de M. Collin, peuvent rendre des services.

En somme, les indications peuvent se résumer dans le tableau suivant :

Petites bougies filiformes, sondes en caoutchouc.	lithotriteur.
Sondes et bougies en gomme élastique.	lithotriteur. duplicateur. morcellement.
Sondes métalliques.	lithotriteur. redresseur de Collin.

Dans les 57 cas où l'extraction est indiquée, elle a été pratiquée :

17	fois avec le	lithotriteur
6	—	trilabe
2	—	litholabe
9	—	extracteur ou basculeur de Leroy

1	—	percuteur
2	—	forceps de Weiss
1	—	pince (chez une femme)
1	—	pince de Desault
1	—	œil d'une sonde
3	—	procédés particuliers
14	—	sans désignation.

Il s'agissait :

23	fois de	sonde élastique
10	—	bougie
1	—	bougie conductrice
7	—	sonde métallique
12	—	— gutta-percha
1	—	branche de brise-pierre
3	—	sans désignation.

EXTRACTION PAR LES VOIES ARTIFICIELLES — TAILLE

Jusqu'au commencement de ce siècle, la taille était le mode de traitement exclusif des corps étrangers de la vessie. Depuis, son rôle n'a fait que décroître, à tel point qu'elle est tombée de nos jours dans un discrédit presque absolu. Il est probable que son application serait plus restreinte encore, si l'on épuisait, avant d'y recourir, tous les autres moyens.

S'il m'était permis de tirer quelques conclusions du tableau que j'ai dressé, je trouverais qu'elle a été pratiquée 27 fois sur 104 observations ; le résultat a été : 4 morts, 13 guéris, 10, sans indications ; soit, en comptant les inconnus comme guéris, une mortalité de 15 pour 100. C'est également le chiffre qu'indique Dénucé. Relativement à la nature de l'instrument, il s'agit : 10 fois de bougies ou sondes élastiques qui ont donné 10 guérisons ; 5 fois de sondes métalliques, 3 morts, 1 guérison, 1 résultat non indiqué ; 1 fois d'un lithotriteur faussé, 1 mort ; enfin de 11 sondes sans indication.

Mais je ne me dissimule pas combien de tels chiffres ont peu de valeur. On ne peut pas en effet connaître toutes les circonstances dans lesquelles l'opération a eu lieu, circonstances qui modifient dans bien de cas les résultats. Plusieurs observations remontent à une date déjà ancienne ; et les progrès accomplis dans le manuel opératoire et surtout les pansements ont, depuis lors, chargé les proportions.

Quoi qu'il en soit, il ne faudra recourir à cette opération qu'à la dernière extrémité, alors que tous les autres procédés auront échoué ou seront absolument contre-indiqués par l'état des organes urinaires. L'extraction par les voies naturelles, outre qu'elle ne met pas en péril les jours du malade, puisque je n'ai trouvé qu'un cas de mort occasionné par le forceps de Weiss (à l'autopsie on trouva la muqueuse déchirée en plusieurs endroits), donnera toujours les meilleurs résultats si elle est appliquée méthodiquement, avec prudence et persévérance.

D'ailleurs, l'extraction ne se fait pas toujours facilement après la taille, comme on pourrait le croire ; des opérateurs habiles ont échoué dans des cas où il s'agissait de sondes molles difficiles à sentir. Ainsi Jurine ne put arriver une première fois à saisir une bougie ; ce n'est que le dix-septième jour, après une nouvelle incision, qu'il parvint à l'extraire.

Dans le cas où la taille est décidée, quelle méthode choisira-t-on, taille médiane, latérale ou hypogastrique ?

Il ne m'appartient pas de résoudre cette question ; chaque mode opératoire a ses partisans ; je renvoie aux auteurs classiques et à la récente discussion qui a eu lieu à la Société de chirurgie l'année dernière. Je me contenterai de rapporter l'observation de M. Périer, bien qu'il ne s'agisse pas précisément d'une sonde mais d'un objet analogue, un tube de caoutchouc.

Obs. (1). — Homme de 58 ans, qui, le 15 novembre 1880, s'était introduit dans l'urèthre un tuyau de caoutchouc d'un calibre répondant au n° 20 de la filière Charrière et d'une longueur de 70 cent. Cette longueur ne suffisant pas pour le but qu'il se proposait (suivant lui : combattre une rétention d'urine survenue brusquement après libations), il eut l'idée de raccorder, à l'aide d'un petit ajutage en fer blanc, un second tube à celui qui était déjà engagé ; en voulant retirer le tout, il ne ramena que le tube raccordé et le morceau de fer blanc qui avait servi au raccord ; l'autre tube resta dans la vessie. Une cystite intense ne tarda pas à se déclarer : douleurs continues, ténesme vésical et anal, miction difficile et parfois involontaire, quelques hématuries ; crises douloureuses accompagnées de prolapsus rectal.

M. Fourrier, chirurgien de l'hospice de Compiègne, à qui il finit par s'adresser, me l'envoya à l'hôpital Saint-Antoine où il fut admis dans mon service quatre mois après l'accident. Il présentait alors au plus haut degré tous les symptômes que je viens d'énumérer. Renseignements pris, j'explorai la vessie après y avoir injecté environ 150 grammes d'eau, tout ce que put tolérer le malade. La sonde donne, dans tous les sens, la sensation de frottement contre une substance calcaire.

Il n'y avait pas à essayer de pincer le tube à l'aide d'un lithotriteur ; on se fût exposé à ne pas pouvoir dégager l'instrument. Je bornai donc là mon examen pendant lequel y eut une procidence du rectum, saillant au centre d'un énorme bourrelet hémorrhoïdal. Cette circonstance ne me faisait point augurer favorablement de tentatives

1. *Bullet. de la Soc. de chir.*, 9 nov. 1881, p. 807.

d'extraction par la voie périnéale et je me décidai sans hésitation pour la taille hypogastrique avec la modification qu'y avait apportée le professeur Petersen, de Kiel.

(Suit le manuel opératoire). La vessie ouverte, j'introduis mon doigt indicateur droit et, le repliant en crochet, j'amène aisément au dehors le tube en caoutchouc qui se déroule. Une grande partie des concrétions calcaires qui l'incrustaient se désagrègent pendant l'extraction et souillent la plaie, que je ne puis même arriver à nettoyer complètement malgré des lavages phéniques abondants. — Tout va bien, la cicatrice est définitive 28 jours après malgré une plaque érysipélateuse, survenue le vingtième jour. Guérison.

A propos de cette observation, je ferai remarquer ceci. Les symptômes de cystite intense, la sensation de frottement contre une substance calcaire, pendant l'exploration, déterminèrent le chirurgien à pratiquer la taille ; on se fut exposé avec le lithotriteur, à ne pouvoir dégager l'instrument. Or, d'un côté, cette cystite étant déterminée par le corps étranger, la première indication pour la faire disparaître est d'enlever l'objet qui l'a engendrée ; et les manœuvres d'extraction, faites méthodiquement, c'est-à-dire à condition qu'elles n'ajoutent pas aux lésions existantes les lésions d'un traumatisme, ne peuvent avoir qu'une influence favorable sur l'évolution de cette cystite.

D'un autre côté, les concrétions développées sur le corps étranger, dans un laps de temps relativement court sont si friables qu'il suffit de quelques manœuvres pour les désagréger et donner à l'objet une netteté suffisante pour que son extraction soit facile. C'est ce que nous voyons dans l'observation qui précède ; il suffit de pincer le tube pour que la plaie soit souillée de débris.

Quoi qu'il en soit, en terminant je dois ajouter que la

taille hypogastrique, restée jusqu'à ces derniers temps dans un profond discrédit, semble devoir occuper une plus grande place dans l'opinion des chirurgiens. On peut même dire sans trop de témérité, qu'après avoir été si longtemps en désuétude, elle deviendra dans l'avenir la méthode de choix, grâce aux progrès accomplis par la chirurgie contemporaine. Il est vrai que cette opération telle qu'on la pratique aujourd'hui, ne ressemble plus que de nom à la taille d'autrefois.

De cette étude, on peut tirer les conclusions suivantes :

1° La vessie peut être débarrassée de ces corps étrangers par trois moyens : 1° l'expulsion spontanée ; 2° l'extraction par les voies naturelles ; 3° la taille.

2° L'expulsion spontanée, quoique rare, est possible, mais constitue une ressource très-insuffisante.

3° L'extraction par les voies naturelles, peu compromettante pour le malade, dans son application, est réalisable dans la grande majorité des cas et doit toujours être tentée.

4° La taille reste la dernière ressource quand tous les procédés d'extraction ont échoué ; mais on ne doit la pratiquer qu'après avoir épuisé tous les autres moyens. C'est surtout dans les cas d'instruments métalliques qu'elle trouve sa plus grande application.

Imprimerie A. DERENNE, Mayenne. — Paris, boulevard Saint-Michel, 52.

www.ingramcontent.com/pod-product-compliance
Ingram Content Group UK Ltd.
Pitfield, Milton Keynes, MK11 3LW, UK
UKHW031958260826
14628UKWH00005B/2148

9 782014 097542